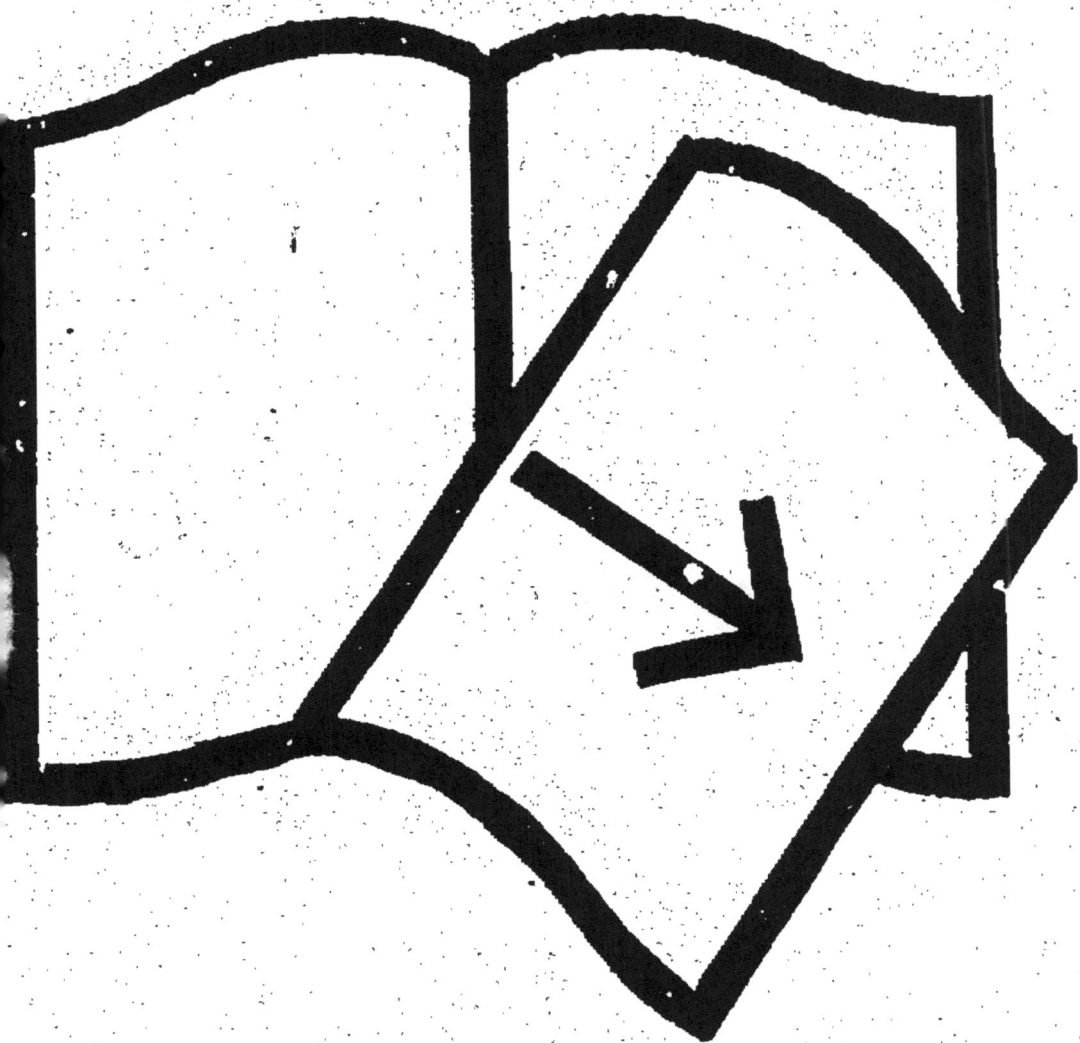

Couverture inférieure manquante

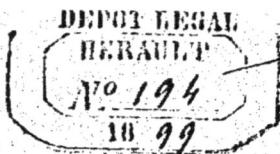

Dr Léopold GAUZY

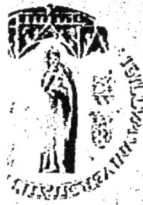

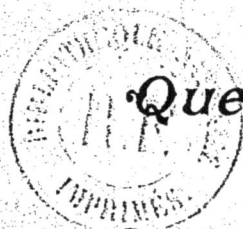

Quelques Considérations

sur

l'Aliénation mentale

chez les Militaires

des Armées de Mer

MONTPELLIER

GUSTAVE FIRMIN ET MONTANE

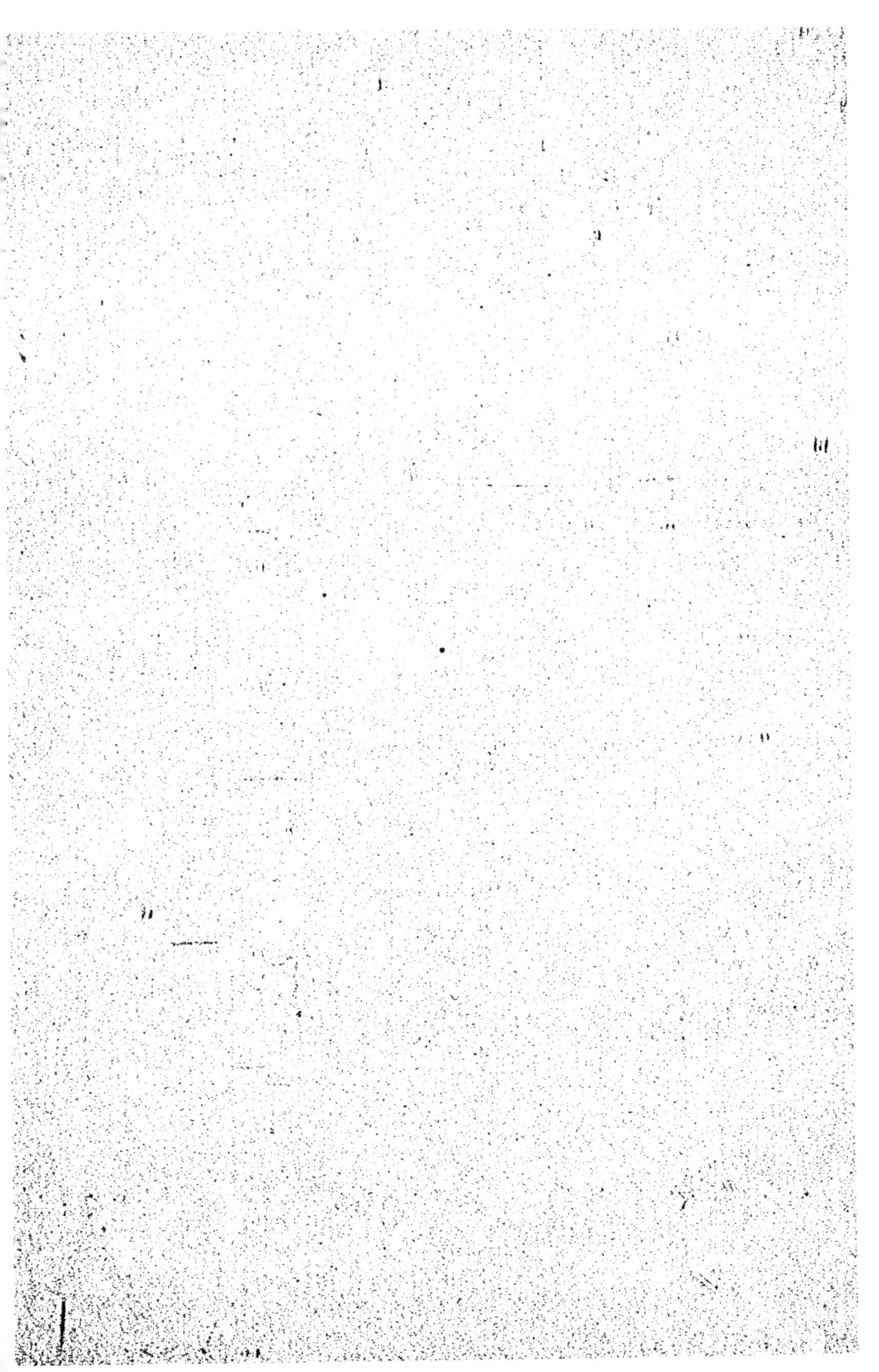

QUELQUES CONSIDÉRATIONS

SUR

L'ALIÉNATION MENTALE

CHEZ LES MILITAIRES DES ARMÉES DE MER

(RECHERCHES STATISTIQUES, ÉTIOLOGIQUES ET CLINIQUES)

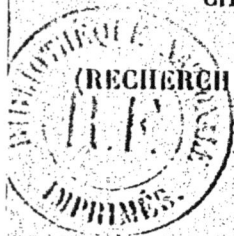

PAR

Léopold GAUZY

DOCTEUR EN MÉDECINE

EX-INTERNE A L'ASILE DE PIERREFEU

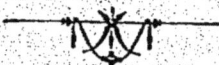

MONTPELLIER

G. FIRMIN et MONTANE, IMPRIMEURS DE L'UNIVERSITÉ

Rue Ferdinand-Fabre et Quai du Verdanson

1899

A la mémoire de mon Père

A ma Mère

A mes oncles, M. l'Abbé BLANCHER
et M. le Commandant BLANCHER

A tous mes Parents

A mes Amis

L. GAUZY.

INTRODUCTION

En vertu d'un traité intervenu entre l'autorité militaire et l'administration de l'Asile départemental d'aliénés de Pierrefeu (Var), celle-ci reçoit des militaires des armées de mer du port de Toulon atteints d'aliénation mentale. C'est de cette intéressante catégorie d'aliénés militaires que nous avons l'intention de nous occuper. Un grand nombre, tous les officiers entre autres, sont dirigés sur l'asile de Marseille, ce qui explique le chiffre relativement faible des observations qui ont servi de base à notre statistique.

Dans le cours de notre internat à l'asile de Pierrefeu, deux faits, dès le début, nous ont fortement frappé : d'une part, nous avons vu la folie de ces militaires tributaire, le plus souvent, d'un certain nombre de causes toujours les mêmes ; d'autre part, la fréquence très manifeste chez les plus jeunes d'entre eux, marins ou soldats d'infanterie de marine, d'une même forme d'aliénation mentale, la lypémanie. Et, chez les plus âgés, anciens matelots ou soldats, ouvriers de l'arsenal de Toulon ou employés aux constructions navales, il nous a été donné de constater la fréquence excessive de la paralysie générale progressive.

.Des chiffres précis, fournis par l'examen de 90 observations, viennent à l'appui de ces assertions. Nos observations sont, pour la plupart, signées des meilleurs noms du corps de Santé de la marine ; d'autres, en moins grand nombre, ont été recueillies par nos soins. Toutes concordent pour affirmer la véracité de ce que nous avançons plus haut.

Il n'entre pas dans notre pensée d'élucider complètement l'étiologie de l'aliénation mentale chez ces militaires. Ce que nous pouvons faire, dans l'état actuel de la science, c'est recueillir minutieusement tout ce qui, dans des cas individuels, a pu ou a dû contribuer au développement de la folie. Ici, ce que nous avons minutieusement recueilli, ce sont les causes les plus frappantes qui, étant donné un groupe, une catégorie, un milieu social, ont paru le plus fréquemment amener chez les individus de ce groupe, de cette catégorie, le développement de l'aliénation mentale.

Et parmi ces causes, dans le cas particulier, deux nous ont paru capitales par leur fréquence même : nous voulons dire l'alcoolisme et le séjour aux colonies. Notre intention est seulement de les signaler et d'en tirer les considérations qu'elles méritent.

Quand le problème sera plus tard résolu des rapports des éléments étiologiques avec le trouble de la fonction psychique, quand la démonstration sera donnée de leur connexion réciproque, alors seulement il sera permis d'apprécier le mode d'action des différentes causes.

Une fois notre statistique établie et développées quelques

considérations préliminaires, nous parlerons, dans un premier chapitre, de l'alcoolisme ; dans le second de l'influence du séjour dans les colonies. Deux autres chapitres, constituant la partie clinique de ce travail, seront consacrés à l'étude : le premier, de la lypémanie ; le second, de la paralysie générale progressive.

Avant d'aborder cette étude, qu'il nous soit permis de payer un tribut bien mérité de reconnaissance à tous nos Maîtres de la Faculté de Médecine : que M. le professeur Mairet, particulièrement, veuille bien agréer l'expression de notre respectueuse sympathie pour ses encouragements et ses conseils, si bienveillamment prodigués.

Qu'il nous soit permis également de donner un témoignage public de reconnaissance à tous les nôtres : à notre mère pour les sacrifices qu'elle s'est imposés ; à notre oncle pour son dévouement sans limites ; à nos excellents amis, M. et Mme Fraisse, pour l'affection dont ils n'ont cessé de nous entourer ; à nos chers camarades Verdier, Milliat et Combes.

Vers tous, vont notre affection et notre reconnaissance.

QUELQUES CONSIDÉRATIONS

SUR

L'ALIÉNATION MENTALE

CHEZ LES MILITAIRES DES ARMÉES DE MER

(RECHERCHES STATISTIQUES, ÉTIOLOGIQUES ET CLINIQUES)

PRÉLIMINAIRES

L'importance de l'étiologie dans l'aliénation mentale est indiscutablement capitale, en dépit d'une certaine obscurité, destinée à disparaître, nous l'avons dit plus haut, lorsque sera mieux connue la nature intime de la maladie.

Comme le dit Flemming (1) : « moins on connaît l'essence d'une maladie, plus on lui assigne de causes ». Et c'est le cas pour l'aliénation, dont nous sommes loin de connaître l'essence. Pour trouver des causes à cette maladie, on a fouillé les souvenirs historiques, remonté le courant des âges. Mais nous ne nous attarderons pas à suivre la marche de la folie à travers les siècles, de cette époque d'ignorance et de superstition où on la considérait comme d'origine divine, où l'ellébore et les purifications religieuses faisaient tous les frais du traitement, jusqu'à notre siècle d'alcoolisme à outrance.

---

(1) Flemming. — *Psychosen*. Berlin.

Cette importance des notions étiologiques a amené B.-A. Morel à baser sur l'étiologie sa classification des maladies mentales, classification qui a été adoptée par quelques médecins.

C'est par une connaissance approfondie des conditions étiologiques que l'on pourra appliquer avec le plus de fruit le traitement prophylactique. Surveiller, chez les prédisposés, l'éducation, le choix d'une carrière, empêcher le mariage entre individus issus de parents aliénés, sont des principes bien établis, grâce à la connaissance d'un élément étiologique considérable, l'hérédité.

Le traitement curatif lui-même devra ses meilleurs résultats à la discussion bien raisonnée de l'étiologie. La folie est-elle symptomatique d'altérations cérébrales? Constitue-t-elle une affection purement sympathique, le désordre des facultés se manifestant comme une conséquence naturelle du trouble des autres fonctions de l'économie? On conçoit aisément quels renseignements précieux donnera une étude attentive des causes ayant amené le développement de l'aliénation mentale.

Nous ne prétendons pas aborder ici, même dans ses grandes lignes, tout le chapitre étiologique, mais seulement nous attacher à deux grandes causes que nous voyons le plus souvent en jeu pour développer la folie chez les militaires dont nous nous occupons : l'alcoolisme et le séjour aux colonies.

Par leur fréquence chez ces militaires, ainsi que va le démontrer la statistique, par leur coexistence chez un grand nombre, ces deux facteurs étiologiques nous ont paru jouer un rôle considérable.

Voyons, au sujet de chacun de ces facteurs, ce que nous disent les observations.

STATISTIQUE

Du mois de juillet 1892 au mois de juillet 1899, le préfet maritime du IVᵉ arrondissement ou le directeur du service de Santé de la marine, à Toulon, ont envoyé à l'asile de Pierrefeu un contingent de 90 malades.

Ces 90 malades, au nombre desquels nous comptons quelques sous-officiers, se peuvent diviser bien nettement en 3 groupes :

1° Les matelots ;

2° Les soldats d'infanterie de marine ;

3° Les ouvriers de la marine, employés soit aux constructions navales, soit aux divers services de l'arsenal.

Cette dernière catégorie est composée, pour la plus grande partie, d'anciens marins ou d'anciens soldats d'infanterie de marine ayant navigué, séjourné dans les colonies et, par conséquent, subi l'influence des mêmes causes que nous relevons chez les militaires des deux premiers groupes. A ce titre, nous avons cru pouvoir les ranger dans le cadre des militaires des armées de mer.

Les 90 malades qui fournissent le sujet de nos observations se répartissent de la façon suivante :

Matelots. 35
Soldats d'infanterie de marine. 26
Ouvriers de la marine. 29
                              Total . . 90

STATISTIQUE ÉTIOLOGIQUE

Nous nous sommes attaché à ne relever chez nos malades, comme facteurs étiologiques, que l'alcoolisme et le séjour aux colonies. Notre conviction intime est que les chiffres que nous donnons, du moins en ce qui concerne l'alcoolisme, sont bien au-dessous de la vérité ; mais nous n'avons voulu faire entrer en ligne de compte que les malades dont les habitudes d'intempérance sont catégoriquement signalées par les médecins de la marine ou dont les signes d'intoxication ont paru de toute évidence à l'asile.

Alcoolisme. — L'alcoolisme est indiscutable chez 21 aliénés militaires :

Matelots.	8
Soldats d'infanterie de marine. . . .	6
Ouvriers de la marine.	7
Total. . . .	21

Colonies. — 27 malades ont fait un séjour plus ou moins prolongé dans les colonies. Le nombre de ces militaires, que nous pourrions appeler « coloniaux », se décompose ainsi :

Matelots.	6
Soldats d'infanterie de marine.	17
Ouvriers de la marine.	4
Total	27

Ces colonies sont, par ordre de fréquence : Tonkin — Madagascar — Cochinchine — Dahomey — Réunion, etc.

Il est bon de faire remarquer que chez le plus grand nombre de ces malades, à l'influence climatérique s'est jointe l'influence de la guerre. En effet, presque tous les marins ou soldats que nous citons pour avoir séjourné dans les colonies y ont, en même temps, fait campagne ; en outre, plusieurs ont séjourné dans deux ou trois colonies différentes.

Chez 9 de ces militaires, nous avons relevé la concomitance de l'alcoolisme et du séjour aux colonies.

Tels sont les résultats de notre statistique au point de vue étiologique. Que donne-t-elle au point de vue du diagnostic ?

STATISTIQUE DIAGNOSTIQUE

Nous avons déjà dit la fréquence, chez les plus jeunes de nos militaires, de la lypémanie, et celle, chez les plus âgés, les ouvriers, de la paralysie générale progressive. Les chiffres nous donnent-ils raison ?

Lypémanie

Matelots.	16
Soldats d'infanterie de marine.	12
Ouvriers.	4
Total.	32

Paralysie générale

Matelots.	4
Soldats d'infanterie de marine.	1
Ouvriers de la marine.	18
Total.	23

Il reste 35 malades, que nous devons partager, toujours au point de vue du diagnostic, ainsi qu'il suit :

Manie aiguë. 15
Délire de la persécution. 8
Dégénérescence mentale. . . . 7
Démence. 4
Folie hystérique. 1
Total. 35

En laissant aux chiffres toute leur éloquence, nous constatons ce que nous voulons démontrer, à savoir :

1° L'influence prépondérante de l'alcoolisme et du séjour aux colonies dans la production de la folie chez les militaires des armées de mer ;

2° La prédominance de la lypémanie chez les jeunes et de la paralysie générale chez les plus âgés.

Nous arrêterons là, pour le moment, notre statistique. Dans le cours de ce travail, à propos de chacun des chapitres, nous la compléterons par des données sur l'âge des sujets, l'évolution de la maladie, son mode de terminaison, etc. De cette constatation statistique nous espérons faire ressortir un certain nombre de faits destinés à établir le bien fondé de nos propositions.

PREMIÈRE PARTIE

ETIOLOGIE

ALCOOLISME

Dans un mémoire publié en 1881, Sauze s'écrie : « On peut le dire, sans crainte d'être démenti, notre siècle est le siècle de l'alcool ! »

Vérité profonde à cette époque, encore plus vraie peut-être à la nôtre. L'empoisonnement par les boissons alcooliques ne paraît pas avoir été jamais porté à un degré aussi fâcheux que de nos jours (1). Et la proportion des folies alcooliques sur les admissions dans les asiles d'aliénés augmente, augmente sans cesse. Les militaires n'échappent pas à la loi commune.

Nous lisons dans la thèse du Dr Aubin (2) : « L'alcoolisme est très rare chez les jeunes soldats... Il faut cependant faire une exception pour certains régiments d'Afrique surtout la légion étrangère, où l'alcoolisme fait de grands ravages. » Eh bien ! cette exception nous l'étendons aux militaires des armées de mer.

---

(1) Dagonnet, *Traité des maladies mentales.*
(2) Thèse de Montpellier, 1886.

A ne considérer que la seule ville de Toulon, où nous trouvons, à la fois, matelots, marsouins et ouvriers et d'où nous viennent tous les militaires dont nous nous occupons ici, un fait ressort, incontestable : c'est la multiplicité des bars et des « caboulots ».

L'*annuaire* du département du Var accuse, dans Toulon, pour l'année 1899, un chiffre total de 602 cafés, bars ou buvettes ! Et, sur ce nombre, nous trouvons seulement 45 cafés proprement dits ; il reste 557 établissements tout à fait secondaires, où la modicité des prix de la consommation oblige le limonadier à ne servir que des « drogues.»

Or, pour la même année 1899, le même *annuaire* porte à 24.000 le chiffre de la population masculine, au-dessus de 20 ans, c'est-à-dire de la population qui consomme. Dans ce chiffre ne sont pas compris les militaires de toutes armes, en si grand nombre, qui donnent à la ville de Toulon, tant de mouvement et d'activité. Mais prenons, ce qui est évidemment plutôt exagéré, qu'il y ait 15.000 militaires, ce qui porterait à 40.000 hommes le chiffre de la population « qui consomme, » nous arrivons à la jolie moyenne de 4 établissements pour 66 consommateurs.

A Toulon, les marins, les soldats et les ouvriers de l'arsenal ou des constructions navales forment la majeure portion de la clientèle de ces établissements et s'y intoxiquent journellement.

De toutes ces mixtures étranges, décorées du nom d'apéritif, la plus redoutable et aussi, malheureusement la plus en vogue, est l'absinthe à deux sous le verre, la verte, le perroquet. Elle n'est pas, nous l'entendons bien, le vice spécial aux militaires, mais ceux-ci, nous le redisons, subissent la loi commune.

Au retour des longues traversées, le matelot possède des économies qui, la plupart du temps, lui permettent de se livrer sans frein aux excès de toute sorte. Cela s'appelle « tirer une bordée », au bout de laquelle, l'ivresse; cela est dans la tradition. Le soldat d'infanterie de marine retour des colonies est absolument dans le même cas. Et quant à l'ouvrier de la marine, il a été marin ou soldat, s'il a gardé de son ancienne profession des habitudes d'intempérance, il est encore mieux placé pour leur donner libre cours, jouissant, bien que soumis à un règlement tout militaire, d'une liberté plus grande et d'un salaire plus élevé.

A cette intoxication aiguë des jours de permission, de « bordée », s'ajoute, chez les marins et soldats de marine qui séjournent dans les colonies, l'intoxication lente de chaque jour. Pour combattre l'influence dépressive et anémiante du climat, du paludisme souvent, on donne tous les jours à ces militaires une ration d'alcool. Loin de nous la pensée de condamner une mesure bien justifiée. Il est malheureusement trop certain que, sauf le cas de force majeure, les militaires dans les colonies ne s'en tiennent pas à cette ration journalière; et là-bas, la paie étant plus élevée, plus élevée aussi est la dépense. Mais de plus, ces militaires, retour des colonies, n'ayant par conséquent plus à lutter contre des influences délétères, climatériques ou autres, n'en gardent pas moins l'habitude contractée et continuent à absorber journellement de l'alcool.

Et Sauze, dans le mémoire cité plus haut, où il jette son cri d'alarme, a bien raison d'ajouter: «Ce ne sont pas seulement les ivrognes qui font des excès de boissons alcooliques; bien des personnes qui ne se sont jamais enivrées sont dans le même cas... Eh bien! à la longue, chez les individus qui passent pour ne pas faire d'excès, des quantités d'alcool finissent par s'emmagasiner. »

2

En garnison, c'est aussi l'entraînement des jeunes par les anciens, le buveur d'absinthe « blaguant » celui qui, à côté de lui, se contente d'un apéritif moins pernicieux, la nostalgie, le surmenage, les mille petits ennuis du métier qu'il s'agit de « noyer ». Tout cela explique les ravages épouvantables de l'alcool, de l'absinthe en particulier.

Nous tenons à redire ici ce que nous signalions plus haut. La statistique accuse 21 alcooliques avérés ; nous sommes persuadés que, seul, le manque de renseignements plus précis nous oblige à ne pas donner un chiffre plus élevé, plus vrai.

Nombre d'observations des médecins de la marine signalent ces habitudes dégradantes. Nous citons leurs propres phrases ; au hasard :

N... B..., 38 ans, ouvrier d'artillerie. « Il est avéré que B... avait des habitudes d'ivrognerie. Il a surtout abusé de l'absinthe. Dans sa famille, il y a deux cas de démence. »
Lypémanie.

P... M..., 23 ans, quartier-maître torpilleur. « Engagé volontaire, ayant actuellement 65 mois de service, ce marin aurait eu des habitudes d'intempérance, dont il ne se serait pas corrigé depuis qu'il est au service de la flotte. »
Délire de la persécution.

C... B..., 22 ans, soldat d'infanterie de marine. « Antécédents alcooliques bien acquis. »
Lypémanie.

J... L..., 42 ans, ouvrier aux constructions navales. « La femme de ce malade signale des habitudes d'ivrognerie. »
Paralysie générale progressive.

P. M..., 47 ans, employé à l'arsenal « manifestement ivrogne ».

Paralysie générale progressive.

Nous pourrions multiplier les citations. Mais plutôt, poussons plus loin l'analyse. Le tableau qui suit est instructif à cet égard.

Tableau

STATISTIQUE DES ALCOOLIQUES

NOMS	AGE	CORPS	COLONIES	DIAGNOSTIC	DURÉE DU SÉJOUR A L'ASILE	ÉVOLUTION DE LA MALADIE
Anq ...	25	Matelot	»	Lypémanie	6 mois	Amélioration
Aucl..	34	Soldat	Alg., Madag., Cochinch.	Dégénérescence	Encore en traitem.	Etat stationnaire
Haz ...	23	Matelot	»	Persécution	13 mois	
Bau ...	38	Ouvrier	»	Lypémanie	12 jours	Décès
Clé. B.	21	Matelot	»	—	6 mois	Guéri
Cus....	34	S.-offic. infant.	Tonkin, Madagascar	—	Encore en traitem.	Etat stationnaire
Tra....	28	Soldat	Madagascar (paludisme)	Manie aiguë	4 mois	Transféré stationn.
Font ..	36	Matelot	Réunion, Madagascar	Lypémanie	Encore en traitem.	Amélioration
Foul...	40	Ouvrier	»	P. G. P.	—	Evolut. progressive
Guill ..	23	Matelot	Tonkin	Lypémanie	10 mois	Amélioration
Guen..	27	Soldat	Tonkin	—	20 —	Transféré stationn.
Gay....	28	Ouvrier	»	Manie aiguë	5 —	Amélioration
Lah....	28	Matelot	»	Lypémanie	Encore en traitem.	Légère amélioration
Mar....	40	Ouvrier	»	P. G. P.	7 mois	Amélioration
Nob	26	Soldat	Algérie, Madagascar	Lypémanie	16 —	—
Pao....	36	Matelot	Antilles	—	3 —	
Pou	44	Ouvrier	»	P. G. P.	2 jours	Décès
Ste.....	28	S.-offic. infant.	Cochinchine	Dégénérescence	Encore en traitem.	Légère amélioration
Ser	32	—	Madagascar	Persécution	2 mois	Guérison
Lau....	42	Ouvrier	»	P. G. P.	3 —	Décès
Quer..	23	Soldat	»	Lypémanie	5 —	Guérison

L'alcoolisme est donc, — le fait est depuis longtemps indiscutable et indiscuté, — une cause fréquente d'aliénation mentale.

L'examen statistique nous permet d'ajouter que, chez les marins, il donne le plus souvent naissance à une forme particulière d'aliénation : la lypémanie.

En effet, décomposons le tableau :

21 alcooliques, parmi lesquels 9 ont séjourné plus ou moins longtemps dans les colonies, nous donnent 11 lypémaniaques.

Matelots.	6
Soldats d'infanterie de marine .	4
Ouvriers de la marine.	1
Total	11

Si l'on considère l'évolution de cette vésanie, on constate que le mode de terminaison est le plus souvent favorable.

6 matelots { 1 guérison / 5 améliorations

4 soldats { 1 amélioration, 1 guérison / 2 états stationnaires.

1 Ouvrier, 1 décès.

Soit un total de 8 cas favorables sur 11.

Un fait digne de remarque, c'est que, chez les alcooliques, ou mieux, chez ceux dont l'alcoolisme a joué le rôle principal dans la production de la folie, l'amélioration, quand elle existe, se dessine dans un laps de temps relativement court. Il paraît, ici, que l'aphorisme *sublata causa.....* est de la plus stricte exactitude. Le marin alcoolique, en règle générale, est interné à la suite de crises plus ou moins violentes qui, à l'hôpital de la Marine, ont mis en lumière la perturbation mentale. A cette agitation violente des premiers temps qui, à l'asile, s'atténue bientôt, particulièrement sous l'influence du séjour au lit, succède une période de dépression plus ou moins profonde, à l'issue de laquelle, dans la majorité des cas, l'amélioration se fait jour progressivement.

Les formes d'aliénation mentale autres que la lypémanie et dues à l'alcoolisme paraissent avoir une terminaison un peu moins favorable.

Examinons, en effet, ce que deviennent les 10 alcooliques qui ne sont pas des lypémaniaques. Nous relevons, comme diagnostic :

Paralysie générale progressive .	4
Délire des persécutions.	2
Dégénérescence mentale	2
Manie aiguë.	2
Total.	10

L'évolution de ces 10 cas ?

1 guérison ;
1 légère amélioration ;
3 améliorations franches ;
3 états stationnaires ;
1 évolution progressive ;
1 décès.

D'ores et déjà, la constatation de ces chiffres nous permet de dire que la statistique particulière n'infirme en rien, — bien au contraire,— les conclusions que l'on peut tirer de l'examen statistique général.

G.-N. Bacon estime que l'intempérance, en tant que cause unique et prédominante, est loin de jouer un rôle aussi important que le montrent les statistiques les plus dignes de foi.

Dans la majorité des cas, dit-il, se trouvent, en même temps que l'intempérance, soit des affections organiques, soit des influences héréditaires, soit des traumatismes crâniens, etc. Ceci est indiscutable; il n'est pas moins vrai que, si dans beaucoup de cas l'alcool n'est pas l'unique cause, il est tout au moins un adjuvant indiscutable.

Ici, il nous parait utile de réserver des conclusions dont la vérité ressortira mieux quand nous aurons donné aux chapitres ultérieurs leur entier développement.

STATISTIQUE DES MARINS OU SOLDATS DE MARINE AYANT SÉJOURNÉ DANS LES COLONIES

Les noms de ceux qui sont en même temps des alcooliques sont marqués d'un astérisque

NOMS	AGE	CORPS	COLONIES DANS LESQUELLES CES MILITAIRES ONT SÉJOURNÉ	DIAGNOSTIC	MODE D'ÉVOLUTION
Auv ...	33	Matelot	Algérie (13 ans de service)	Manie aiguë	Transféré amélioré
Auci..	34	Soldat	Algérie, Madag. (guerre), Crète (camp.), Coch.	Dégénérescence	Etat stationn. (en trait.)
N. Ber.	»	—	Dahomey, Sénégal	Lypémanie	Amélioration —
Clem..	26	—	Tonkin	—	Décès
Copp..	24	—	Madagascar (guerre), Tonkin	—	Etat stationn. (en trait.)
Cus*...	34	Sous-offic.	Madag. (guerre), Crète (campagne), Tonkin	—	—
Car	»	—	Cochinchine, Madagascar (guerre)	—	—
Cler ...	»	Soldat	Madagascar (guerre), Cochinchine	Persécution	—
Dron..	25	—	Annam	Lypémanie	Transféré stationnaire
Dor....	34	Ouvrier	Indes françaises	Persécution	Décès
Fasn..	27	Soldat	Cochinchine (insolation)	Manie aiguë	—
Franc.	28	—	Madagascar (guerre), paludisme	—	Transféré stationnaire
Font*.	36	Matelot	Réunion, Madagascar (guerre)	Lypémanie	Amélioration (en trait.)
Guill*.	23	—	Tonkin	—	Amélioration
Guen*.	27	Soldat	—	—	Transféré stationnaire
Mouc..	25	—	Réunion (insolation)	Démence	—
Math..	»	Ouvrier	Algérie, Madag. (guerre), Crète (campagne)	P. G. P.	Evol. progr. (en trait.)
Nobl*.	26	Soldat	Tonkin	Lypémanie	Amélioration (en trait.)
Paol*..	36	Matelot	Antilles	—	Amélioration
Pri.....	»	Soldat	Cochinchine	—	Transféré stationnaire
Per....	»	—	Réunion, Madagascar (guerre), Tonkin	—	Etat stationn. (en trait.)
Par.....	»	—	Madagascar (guerre)	Dégénérescence	Amélioration
Sour..	24	—	Tonkin (guerre, insolation)	Démence	Transféré stationnaire
Steph*	28	Sous-offic.	Cochinchine, Tonkin	Dégénérescence	Etat stationn. (en trait.)
Serv...	32	—	Madagascar (guerre)	Persécution	Guérison
Serg...	»	Ouvrier	Indes françaises	—	Etat stationn. (en trait.)
Voz...	25	Matelot	Tonkin	Lypémanie	Amélioration

Ici, intervient un facteur étiologique considérable. Dans notre statistique, 27 militaires ont fait un séjour plus ou moins prolongé dans les colonies, certains d'entre eux ayant fréquenté plusieurs de ces colonies. Celles-ci, par ordre de fréquence, sont : Tonkin, Madagascar, Cochinchine, Dahomey, etc.

Ces 27 militaires se partagent en :

Matelots.	5
Soldats d'infanterie de marine . .	19
Ouvriers de la marine	3
Total.	27

Pour beaucoup, le séjour aux colonies eut un résultat funeste à brève échéance et les accidents éclatèrent sur le terrain même qui les avait fait naître. Pour d'autres, c'est seulement après leur retour en France que se développèrent les symptômes de l'aliénation mentale.

Quand nous faisons du séjour aux colonies une cause d'aliénation, nous ne faisons pas seulement allusion à l'influence climatérique. En réalité, cet élément causal embrasse un certain nombre de causes accessoires qui en découlent fatalement. C'est ainsi que chez certains de nos militaires, nous relevons, comme cause occasionnelle, l'insolation. Cet antécédent pathologique est signalé dans plusieurs certificats de médecins de la marine.

A. Moue..., 25 ans, soldat d'infanterie de marine, atteint de démence aiguë. Insolation à la Réunion.

A. Farn..., 27 ans, soldat d'infanterie de marine, atteint de démence. Insolation en Cochinchine.

P. Sour..., 24 ans, canonnier d'artillerie de marine, atteint de démence. Insolation au Tonkin.

Frans..., 28 ans, soldat d'infanterie de marine, atteint de démence. Insolation au Tonkin.

Au nombre des causes occasionnelles, il faut faire également une part assez grande à l'anémie et au paludisme. Cette influence meurtrière d'un climat débilitant est incontestablement établie. Beaucoup de nos militaires, soldats d'infanterie de marine pour la plupart, reviennent des diverses colonies hâves, amaigris grelottants de fièvre. Le souvenir est présent à toutes les mémoires des ravages considérables de la fièvre sur les troupes du corps expéditionnaire de Madagascar. Aussi, bon nombre de ces aliénés militaires arrivent à l'asile portant des traces non douteuses d'un dépérissement très accentué : amaigrissement, pâleur des téguments et des muqueuses, grosse rate, etc. ; bon nombre présentent, à des intervalles divers, des accès de fièvre paludéenne.

Cette même cause, séjour aux colonies, en implique une autre à laquelle, déjà, nous avons donné quelques développements ; nous voulons parler de l'alcoolisme.

Il a été montré que, parmi les 21 malades alcooliques avérés, on relève chez 9 d'entre eux la concomitance du séjour aux colonies et de l'alcoolisme. Nous avons dit la ration journalière distribuée aux hommes, dans les colonies, pour lutter, dans une certaine mesure, contre l'influence dépressive de la vie coloniale, mesure parfaitement légitime et dont on n'aurait qu'à se louer si les hommes se contentaient de la dose, sans la... forcer. Contre l'engourdissement, la torpeur physique, qui envahissent, sous le ciel des colonies, les constitutions les plus robustes, l'alcool est le remède... dont on abuse. Il nous est arrivé souvent de recueillir cet aveu de la bouche même de nos malades : « L'alcool, surtout l'absinthe ! mais c'était notre seule distraction. A trois ou quatre, on noyait ses chagrins dans la cuite ». Le malheur est que le bien-être passager, l'excitation factice que l'alcool procure, ne s'acquiert qu'au prix d'une dépression consécutive très accentuée.

Joignez à l'anémie, au paludisme, aux insolations, à l'abus de l'alcool, les fatigues parfois excessives, les marches interminables, le surmenage inévitable en campagne; à cela encore, joignez l'effet moral de la guerre, qui peut être considérable sur un esprit débile.

Il faut également mentionner l'influence de la nostalgie. M. Dagonnet, parlant de la lypémanie nostalgique, dit, dans son *Traité des maladies mentales* : « De toutes les professions, l'état militaire est celle qui paraît le plus disposer à la nostalgie ; cette affection peut même, quelquefois, avoir le caractère épidémique, ainsi qu'on a pu l'observer chez les conscrits d'un même département, incorporés dans le même régiment. »

Sans vouloir insister outre mesure et attacher à ce fait une trop grande importance, nous pouvons signaler qu'un certain nombre de nos militaires sont des Bretons, et, en même temps, des lypémaniaques. Il est possible que, pour beaucoup, la nostalgie de la « lande » ou des « Paimpolaises » ait une influence considérable comme cause déterminante d'aliénation. A ce sujet encore, les renseignements que nous avons pu nous procurer sont trop incomplets pour être utiles ; mais nous avons pu voir à l'asile, maintes fois, des marins, surtout Bretons, lypémaniaques, déprimés, insensibles à tout et à tous, secouer leur torpeur quand on leur parlait du retour possible au « pays ».

Dès lors, ne peut-on dire que toutes ces causes réunies placent un individu en état de réceptivité d'aliénation

mentale, s'il est permis de s'exprimer ainsi ? Est-il témé-
raire d'ajouter que, en tant que causes occasionnelles, elles
peuvent avoir une influence énorme sur les sujets prédisposés ?

Fidèle à notre méthode d'analyse statistique, si nous
regardons ce que nous donnent ces 27 militaires coloniaux au point de vue diagnostic, nous trouvons :

Lypémanie 14
Délires de la persécution. . . . 4
Dégénérescence mentale. . . . 3
Manie aiguë. 3
Démence. 2
Paralysie générale progressive. . 1
Total. 27

Les lypémaniaques sont tous matelots ou soldats d'infanterie de marine, c'est-à-dire appartenant au groupe de
ceux que nous avons appelés les « jeunes »: le paralytique
général est un ouvrier, un « âgé ». En effet, si nous prenons les chiffres d'âge de nos militaires, nous trouvons
que la moyenne de l'âge chez les matelots ou soldats est de 28 ans : elle est de 38 ans chez les ouvriers de
la marine.

Examinons maintenant le mode d'évolution de la maladie chez les coloniaux. Sous ce rapport, on peut partager
ceux-ci en deux catégories :

1° Malades encore en traitement;

2° Malades sortis de l'asile ⎰ par sortie simple,
                              ⎱ par transfert,
                                par décès.

Les malades de la première catégorie sont au nombre

de 12, parmi lesquels 8 sont dans un état stationnaire et 3 autres en voie d'amélioration.

Il faut, de plus, ajouter une paralysie générale progressive en voie d'évolution.

Les malades sortis purement et simplement de l'asile par le seul fait de leur amélioration sont au nombre de 5, dont une guérison.

7 malades ont été transférés dans les asiles d'aliénés de leur département d'origine :

6 dans un état stationnaire ;
1 légèrement amélioré ;

Enfin, 3 décès se sont produits.

Cette statistique, si nous nous en tenons à la constatation pure et simple des chiffres, est un peu moins consolante que celle qui a trait à l'évolution de l'aliénation mentale chez les alcooliques. Dans cette dernière, en effet, nous relevons 13 améliorations sur 21 cas d'alcoolisme ; le chiffre des améliorations n'est plus que de 9 sur 27 cas dans la statistique des coloniaux.

De ces diverses considérations, découlent des conclusions qui feront, à la fin de ce travail, l'objet d'un chapitre spécial.

DEUXIÈME PARTIE

CLINIQUE

CHAPITRE PREMIER

LYPÉMANIE CHEZ LES MILITAIRES DES ARMÉES DE MER

La lypémanie est une des formes les plus fréquentes de l'aliénation mentale chez les militaires des armées de mer ; spécifions : chez les plus jeunes d'entre ces militaires, marins ou soldats d'infanterie de marine. Effectivement, si nous nous reportons à la statistique générale du début, nous trouvons 32 lypémaniaques sur 90 malades. Et parmi ces 32 lypémaniaques, il n'est que quatre ouvriers de la marine, c'est-à-dire quatre de ceux dont l'âge moyen est élevé : 38 ans.

Au nombre des causes secondes de la lypémanie chez le marin, on doit citer, en première ligne, l'alcoolisme et le séjour aux colonies ; il suffit de jeter un coup d'œil sur les précédentes statistiques pour se rendre compte de la proportion élevée des lypémaniaques chez les militaires qui ont subi l'influence de l'une quelconque de ces deux grandes causes ou de toutes deux à la fois.

Après ces deux causes, capitales pour la catégorie d'aliénés qui nous occupe, prend place le cortège des causes ordinaires de toute lypémanie : insolations, nostalgie, onanisme, syphilis, émotions répétées ou prolongées ambitions déçues, etc., etc. Il nous a été donné de parler du rôle assez important joué par les insolations dans la production de la folie. Pour ne pas tomber dans des généralités, nous n'insisterons pas sur les autres causes qui, au point de vue spécial qui nous occupe, ne présentent rien de particulier.

La lypémanie, chez les marins et les soldats d'infanterie de marine, se présente sous les aspects les plus divers, la dépression mélancolique étant, dans tous les cas, la note dominante. A côté de la dépression, prennent place les délires les plus variés : tantôt délire religieux, tantôt délire nostalgique, tantôt, et, le plus souvent, délire de la persécution. Ce dernier point a été mis vivement en lumière par le docteur Gaston Lalanne (1). Pour lui, les persécutés mélancoliques sont caractérisés, dans leurs traits généraux par des idées mélancoliques associées avec des idées de persécution. Chez eux, la guérison se produit souvent, mais paraît dépendre de la nature du délire dominant : s'il y a prédominance du délire mélancolique, la guérison est plus probable — nous ajouterons volontiers : et plus rapide — que si les idées de persécution sont prépondérantes. Cette opinion du docteur Lalanne nous paraît bien conforme à l'observation et nous l'admettons bien volontiers.

---

(1) *Les persécutés mélancoliques.* Thèse de Bordeaux, 1897.

Rien ne saurait, d'ailleurs, mieux montrer la diversité des délires accompagnant la lypémanie que les propres observations des malades. Toutes ces observations ne sauraient entrer dans le cadre restreint que nous nous sommes imposé ; aussi, après un tableau d'ensemble de nos lypémaniaques, nous donnerons les observations qui nous ont paru les plus intéressantes.

Tableau

STATISTIQUE DES LYPÉMANIAQUES

NOMS	CORPS	AGE	ÉTIOLOGIE	DURÉE DU SÉJOUR A L'ASILE	ÉVOLUTION
Anqu. . . .	Matelot	25 ans	Alcoolisme	6 mois	Transféré amélioré
N. Bau . . .	Ouvrier	38 —	—	12 jours	Décès
Cus.	Sous-offic.	34 —	Alcoolisme et colonies	15 mois	Stationnaire
Dron	Soldat	25 —	Colonies	3 ans	Transféré stationnaire
Fant	Matelot	36 —	Alcoolisme et colonies	4 mois	Amélioration
Cagn	—	25 —	»	5 —	—
Guill	—	23 —	Alcoolisme et colonies	10 —	—
Guenn . . .	Soldat	27 —	—	20 —	Transféré stationnaire
Virg	Matelot	20 —	»	7 jours	Décès (tuberculose)
Pern	Soldat	31 —	Colonies	10 mois	Stationnaire
Nobl	—	26 —	Alcoolisme et colonies	16 —	Amélioration
Clem	—	26 —	Colonies	2 —	Décès
Coppe . . .	—	24 —	»	12 —	Stationnaire
Ther	Matelot	25 —	»	10 —	Transféré stationnaire
Pao.	—	36 —	Colonies et alcoolisme	3 —	Amélioration
N. Ber . . .	Soldat	24 —	Colonies	4 ans	—
Prie.	—	32 —	—	9 mois	Transféré stationnaire
Voz.	Matelot	25 —	—	10 —	Amélioré
Car	Sous-offic.	33 —	—	2 —	Stationnaire
Clé. B. . . .	Matelot	21 —	Alcoolisme	6 —	Guérison
Lah.	—	28 —	—	1 —	Amélioration
Quer	Soldat	23 —	—	5 —	Guérison
Onm	Matelot	21 —	»	15 —	Transféré stationnaire
Merc	Ouvrier	39 —	»	6 —	Amélioré
Jeg	Matelot	24 —	»	18 —	Transféré légèrement amélioré
Mil	—	28 —	»	4 ans	Stationnaire
Besc	Ouvrier	36 —	»	11 mois	Transféré stationnaire
Gil	Matelot	20 —	»	18 —	Amélioration
Men.	Soldat	29 —	»	5 —	—
Le Cal . . .	Matelot	30 —	»	9 —	Transféré stationnaire
God.	Ouvrier	37 —	»	4 —	Décès
Quin	Matelot	23 —	»	7 —	Transféré amélioré

Observation Première

Car..., sous-officier d'infanterie de marine, 33 ans, né
à G... (Finistère).

Est entré à l'hôpital de Saint-Mandrier avec la mention :
« Troubles cérébraux : délire des persécutions ». Ce sous-
officier, qui a été renvoyé en France par l'hôpital d'Hanoï,
a été calme pendant la traversée ; mais, triste et taciturne,
il se tenait toujours à l'écart des autres passagers. Depuis
son entrée à l'hôpital, Car... continue à être triste, il reste
couché la plus grande partie de la journée, répond à voix
basse quand on l'interroge et prétend avoir fréquemment
des maux de tête. A plusieurs reprises, il a lancé soit sur
ses voisins de lit, soit sur les infirmiers de service, les
objets qu'il avait sous la main.

» J'estime en conséquence que... »

Tel est le rapport fourni par le médecin de la marine
sur l'état mental du nommé J. Car..., sergent d'infanterie
de marine.

A l'asile, l'interrogatoire ainsi que les signes fournis
par ce malade font porter le diagnostic de : lypémanie
à forme dépressive, avec idées de persécution et d'empoisonnement entretenues par de fréquentes hallucinations.

Depuis son entrée à l'asile, Car... est triste, taciturne,
peu communicatif, se tient toujours à l'écart des autres
malades. Affaissement très marqué. Le pouls est lent,
le visage terreux, les yeux sans vivacité aucune. Hallucinations fréquentes. Car... se plaint de tout et de tous
d'une voix mélancolique. Invité à formuler ses griefs, il

écrit à maintes reprises pour signaler les persécutions
dont il est l'objet : « On lui collait les intestins... on mêle
à son café de l'eau de savon...; on trempe ses chaussettes
dans du sulfate de cuivre...; les autres malades le brutali-
sent, le traitent en misérable, en paria, etc., etc.»

Observation II

Ed. Per..., 31 ans, soldat d'infanterie de marine, né à
B... (Doubs).

Entré à l'hôpital de Saint-Mandrier avec un billet portant la mention suivante : «Troubles cérébraux. A présenté
des symptômes lypémaniaques à intervalles assez éloi-
gnés ». Au début de son séjour à l'hôpital, il a paru ne
rien présenter d'anormal, mais on s'aperçut bientôt qu'il
était atteint du délire des persécutions. « C'était un con-
trôleur de Dong-Trien, au Tonkin, qui avait fait du ma-
gnétisme sur lui et aussi le médecin qui l'avait envoyé à
l'hôpital ». P... entra à l'asile le 26 décembre 1898, dans
un état de surexcitation assez marqué ; après un séjour
d'une semaine au lit, l'agitation calmée, période de dépression qui ne le quitte plus. Il demande fréquemment, d'une
voix dolente, parfois impérieuse, à sortir de l'asile. « On
continue à le magnétiser, surtout la nuit : c'est le magné-
tisme et l'électricité qui l'ont rendu tel qu'il est ».

Il y a des troubles de la sensibilité cutanée, une pointe
d'alcoolisme. Pouls ralenti. Refus fréquent d'aliments.

Lypémanie à forme dépressive avec idées de persécution.

OBSERVATION III

J. Lah..., 28 ans, quartier-maître, né à T... (Côtes-du-Nord).

À une certaine époque, on a noté des périodes d'excitation cérébrale très marquée, puis des hallucinations fréquentes. Le malade est indolent, triste, sujet à des crises de larmes; il ne mange pas si on ne le force pas. Il prétend qu'on veut l'empoisonner avec les potions qu'on lui donne; il a de l'incoordination dans les idées et de l'affaiblissement très marqué des facultés intellectuelles. Troubles de la sensibilité générale, pouls lent, alcoolisme.

OBSERVATION IV

A. Sah..., 24 ans, soldat d'infanterie de marine, né à B.... (Haute-Garonne).

Entré à l'hôpital pour rhumatisme articulaire aigu, a été pris pendant le cours de cette maladie de troubles cérébraux. Les symptômes observés à ce moment consistaient en une excitation intense avec cris incessants et idées de persécution. Le malade paraissait terrifié; ses yeux étaient hagards, la peau couverte d'une sueur abondante. T.: 38°5. Le calme revint 2 ou 4 h. après. Le lendemain et le surlendemain, de nouvelles crises eurent lieu, puis l'état d'excitation, tout en étant moins fort, devint permanent.

Le malade a des hallucinations terrifiantes, les pupilles restent très dilatées ; il est continuellement absorbé par des préoccupations imaginaires. Il ne cause pas et reste immobile presque toute la journée. Les hallucinations sont fréquentes. Parésie pupillaire. Ralentissement du pouls. Alimentation pénible. État stationnaire.

Lypémanie anxieuse.

OBSERVATION V

J. Gil..., 20 ans, canonnier, né à B... (Finistère).

Entré à l'hôpital de Saint-Mandrier le 24 décembre 1893, atteint de « troubles cérébraux » mal caractérisés.

Après un séjour de 15 jours dans cet établissement, les symptômes ayant disparu, cet homme a été renvoyé à son bord. Il n'a pas tardé à présenter des hallucinations, de l'ouïe surtout, se plaignant constamment d'être l'objet de persécutions de la part de ses camarades et de ses chefs directs. Son état de dépression l'a fait de nouveau envoyer à l'hôpital. Il présente aujourd'hui les symptômes suivants : mutisme presque absolu, refus d'aliments, immobilité du regard et de la tête, hallucinations nocturnes, miction et défécation involontaires, gâtisme.

Le jeune Gil..., qui, pendant son premier séjour à l'asile, a avoué se livrer fréquemment à l'onanisme, paraît atteint aujourd'hui de mélancolie stupide. (Note du médecin de la marine.)

Le diagnostic de mélancolie stupide est confirmé à l'asile. D'abord taciturne, déprimé, muet, Gil... secoue peu à peu sa torpeur ; demande, au bout de quelque temps, à s'occuper et s'évade. Réintégré à l'asile, ses idées d'éva-

sion ne le quittent pas et nécessitent son maintien en cel-
lule. Au bout de 18 mois, amélioration suffisante pour
qu'il obtienne sa sortie.

Observvtion VI

Cog..., 25 ans, matelot, né à M... (Saône-et-Loire).

Pendant sept à huit jours, Cog... a été taciturne, mélancolique, ne voulant pas quitter le lit sous prétexte de
céphalée, lassitude générale, demandant qu'on le laissât
tranquille.

Il a été ensuite plus expansif ; il a écrit de longues lettres, dans lesquelles il raconte l'origine et les causes de sa
maladie. A l'heure de la visite, il cause plus volontiers et
confirme l'exactitude de ce qu'il écrit. Sa maladie, dit-il,
remonte à six ans, époque à laquelle on l'a interné pendant onze mois dans un asile. Actuellement, il traverse
une crise semblable.

Cog... nous fait alors le récit de ses malheurs en de
longues lettres pleines de divagations où, après avoir
accusé ses parents et le médecin qui le fit interner, il y a
six ans, il accuse successivement les congrégations religieuses, les jésuites, les sectes politiques, les carbonari,
les tziganes, les bohémiens, enfin, une grande secte
occulte internationale, de poursuivre sa perte. Dans ses
conceptions délirantes, il relate plusieurs événements de
ces dernières années, et c'est toujours cette secte qui les
a inspirés. « C'est elle qui a causé la guerre de 1870,
qui a armé le bras de Caserio et de Vacher, deux malheu-
ses victimes comme lui. Il souffre, dit-il, mais il attend
patiemment l'heure de la justice ».

En dehors de ses hallucinations, Cog... est calme et tranquille ; il sort amélioré après cinq mois de séjour à l'asile.

OBSERVATION VII

J. M..., 25 ans, matelot, né à Saint-T... (Finistère).

M... est triste, mélancolique, se promène seul toute la journée, n'adresse la parole à personne et répond d'un air ennuyé et par monosyllabes quand on lui parle. Il a de fréquentes crises de larmes, pendant lesquelles il répète « qu'il a déjà confessé à bord de l'*Iphigénie* pourquoi il était si malheureux ; qu'on lui rappelle son passé, sans rien omettre de son existence ; qu'il est coupable de toutes les fautes qu'on lui reproche constamment et qu'il a mérité deux ans de prison. » D'autres fois, il déclare que « l'abbé Gayraud, député du Finistère, le retient seul à l'hôpital. » Il l'accuse de tous ses maux et il a, dit-il, écrit au commandant de l'*Iphigénie* pour le prier de faire sortir ce député de la Chambre.

Sorti amélioré au bout de six mois de traitement.

Revenons à notre tableau statistique. Son examen attentif nous permet de voir combien est étroite la relation qui l'unit aux statistiques précédentes. Influence grande de l'alcoolisme et du séjour aux colonies sur la production de la lypémanie ; influence grande également de l'âge, puisque nous ne trouvons de la lypémanie que chez les plus jeunes de nos militaires.

Nous ne nous attarderons pas à décrire les symptômes de la lypémanie. Il nous reste à dire quelques mots du pronostic. On ne peut s'empêcher d'admettre que l'amé-

lioration est fréquente dans la lypémanie de nos militaires : on rencontre ce mode favorable de terminaison
dans plus de la moitié des cas et, en outre, nous sommes
obligé de faire toutes réserves sur le cas des malades
transférés dans un état stationnaire : l'amélioration a pu,
chez eux, se faire jour un peu plus tard…. nous man-
quons totalement de renseignements à cet égard.

En terminant, remarquons, une fois de plus, que l'amélioration, quand elle existe, se dessine dans un laps de
temps relativement court.

Le traitement ne présente rien de particulièrement in-
téressant ; le classique drap mouillé nous a donné de bons
résultats.

CHAPITRE II

LA PARALYSIE GÉNÉRALE PROGRESSIVE CHEZ LES OUVRIERS DE LA MARINE

Les ouvriers de la marine du port de Toulon, employés à l'Arsenal ou aux constructions navales, forment le troisième groupe des militaires des armées de mer dont nous venons de nous occuper. Nous avons déjà dit à quel titre nous avions cru pouvoir les ranger dans le cadre des militaires : à titre d'anciens soldats ou marins.

Cette catégorie d'aliénés militaires offre ceci de particulier que l'âge moyen de ceux qui la composent est de dix ans plus élevé que l'âge moyen des aliénés des deux premières catégories. Nous devrons, en parlant de l'étiologie de la paralysie générale, tenir grand compte de cet élément.

La statistique générale accuse, sur 90 malades, 29 ouvriers de la marine. Plusieurs fois déjà, et les statistiques particulières nous permettaient bien de risquer l'assertion, nous avons dit la fréquence, chez eux, de la paralysie générale. Si l'on jette un regard en arrière, on voit dans la statistique des alcooliques trois cas de paralysie générale : ce sont trois ouvriers de la marine qui sont atteints de cette affection. La statistique des « coloniaux » ne comporte qu'une paralysie générale ici encore le paralytique est un ouvrier. Enfin, le tableau ci-dessous nous laisse voir que, sur 29 observations d'ouvriers de la marine, il faut mettre en regard de 18 d'entre elles le diagnostic de paralysie générale progressive.

Nous comptons donc 29 paralytiques généraux dont :

Matelots.   4
Soldats d'infanterie de marine. . .   1
Ouvriers de la marine.   18

    Total.   23

Tableau

STATISTIQUE DES PARALYTIQUES

NOMS	CORPS	AGE	ÉTIOLOGIE	DURÉE DU SÉJOUR A L'ASILE	ÉVOLUTION
Foul	Ouvrier	40 ans	Alcoolisme	Encore en traitem^t	Évolution progressive
Math	—	39 —	Colonies	—	—
Mar.	—	40 —	Alcoolisme	7 mois	Amélioration
Aym	—	33 —	»	45 jours	Décès (hémorragie cérébrale)
M. Ber . . .	—	38 —	»	4 mois	— (marasme paralytique)
Lau.	—	42 —	Alcoolisme	3 —	— (hémorragie cérébrale)
Fau.	Matelot	33 —	»	2 —	— (marasme paralytique)
Mass	Ouvrier	36 —	»	2 —	Evolution progressive
Pout	—	44 —	Alcoolisme	2 jours	Décès (marasme paralytique)
Boul	—	30 —	»	1 an	Sorti amélioré
Ramp. . . .	—	43 —	»	Encore en traitem^t	Evolution progressive
Pons	Matelot	36 —	»	1 an	Décès (congestion cérébrale)
Casan. . . .	Ouvrier	39 —	»	8 mois	— (marasme paralytique)
Daum. . . .	—	40 —	»	5 —	—
Ram	—	46 —	»	3 —	Amélioré
Reb.	Soldat	41 —	»	8 —	Décès (marasme paralytique)
Toës	Ouvrier	30 —	»	4 —	— (attaques congestives)
Lax.	—	39 —	»	11 —	— (marasme paralytique)
Mart	—	40 —	»	6 —	Evolution progressive
Vig.	—	38 —	»	Encore en traitem^t	
Pier.	—	32 —	»	7 jours	Décès (marasme paralytique)
Gah.	Matelot	36 —	»	Encore en trai em^t	Evolution progressive
Cou.	—	34 —	»	4 mois	—

De cette statistique découlent des considérations intéressantes : et d'abord, au point de vue étiologique.

Nous voyons que les ouvriers sont d'un âge plus
avancé, en règle générale, que les marins ou les soldats :
l'influence de l'âge a donc son importance. D'ailleurs,
telle est l'opinion classique, que nous n'avons pas motif
de contredire.

Voudrions-nous faire une part aussi grande à l'influence
de l'alcoolisme que les chiffres ne nous le permettraient
pas. Notre statistique n'accuse, en effet, que 5 alcooliques
avérés sur un total de 23 paralytiques. Et, cependant,
nous sommes persuadé que le plus grand nombre des
ouvriers qui entrent à l'asile ont subi l'influence avilissante.
Et, cependant, il est indiscutable qu'il faut ranger l'alcoolisme parmi les plus importantes des causes acquises de
la paralysie générale progressive.

Des expériences absolument probantes de MM. Mairet
et Vires en ont établi la certitude. Aussi admettons-nous
sans discussion, en dépit des chiffres et de la statistique,
l'influence prépondérante de l'alcoolisme sur le développement de la paralysie générale.

Mais si l'alcoolisme est une cause capitale de la paralysie générale, celle-ci relève, en outre, d'un certain nombre d'autres causes habituelles telles que : excès divers,
traumatismes, infections aiguës. Nous ne parlerons pas
du rôle joué par la syphilis : aussi bien, encore à l'heure
actuelle, *sub judice lis est.* Son influence, prépondérante pour les uns, Régis entre autres, est démentie par
les autres, notamment MM. Mairet et Vires. Il semble
résulter d'une observation attentive et soutenue que ce
rôle est bien effacé, si même il existe.

Les ouvriers de la marine atteints de paralysie générale entrent d'ordinaire à l'asile à une période déjà avan-

céc de la maladie, où le diagnostic ne fait plus aucun doute; la déchéance est déjà profonde. Aussi voyons-nous la mort survenir à bref délai, le plus souvent après quelques mois, parfois après quelques jours.

Aym..., 33 ans, ouvrier, meurt après 45 jours.

Poul..., 44 ans, ouvrier, meurt au bout de 2 jours.

Toës..., 30 ans, ouvrier, meurt après 4 mois, etc., etc.

Si maintenant nous considérons le mode de terminaison de ces 23 cas de paralysie générale, nous trouvons :

Décès 12
Évolutions progressives . 8
Améliorations (?). 3

Tels quels, les résultats ne sont guère consolants.

Eh bien! nous sommes encore obligé de faire des réserves sur les 3 cas signalés d'amélioration, et c'est complètement que nous partageons la manière de voir de M. Moreaux. M. Moreaux émet l'opinion que la paralysie générale se manifeste un peu plus tôt chez les alcooliques que chez les autres sujets et ajoute : « Dans la paralysie générale des alcooliques, les rémissions sont plus fréquentes, plus complètes et plus franches que dans les cas ordinaires. C'est dans cette catégorie de faits qu'on observe surtout ces longues rémissions qui peuvent faire croire à une guérison ».

Si l'on en croit Sauze (1), dans toutes les rémissions qui surviennent dans le cours de la paralysie générale, l'intelligence n'a pas la même portée qu'avant la maladie; il y a évidemment déchéance et la démence persiste, bien que difficile à apprécier. Cette opinion est aussi celle de MM. Calmeil et Boyer. Tout ceci nous a dicté les

(1) Sauze, *Annales médico-psychologiques.*

réserves formulées plus haut au sujet des améliorations
survenues dans le cours de la paralysie générale con-
firmée.

Enfin, signalons cette particularité intéressante que la
paralysie générale affecte chez nos ouvriers de la marine
— lorsqu'on n'observe pas de rémission de longue durée —
une marche rapide. La thèse, déjà citée, du docteur Aubin
nous fournit une assertion analogue.

CONCLUSIONS

1° Parmi les causes pouvant amener le développement de l'aliénation mentale chez les militaires dont nous nous sommes exclusivement occupé, l'alcoolisme et le séjour aux colonies ont une influence capitale,

2° La lypémanie et la paralysie générale progressive sont les deux formes cliniques le plus souvent manifestées chez ces individus, la lypémanie étant surtout l'apanage des jeunes, la paralysie, celui des plus âgés.

3° La lypémanie de nos marins ou soldats d'infanterie de marine constitue une affection le plus souvent curable, et à bref délai.

4° La paralysie générale de nos ouvriers de la marine constitue une affection le plus souvent fatale et à courte échéance.

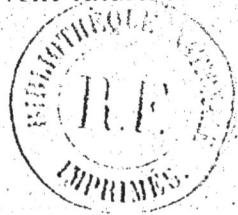

192

www.ingramcontent.com/pod-product-compliance
Lightning Source LLC
Chambersburg PA
CBHW071346200326
41520CB00013B/3119